Mes Recettes Naturelles

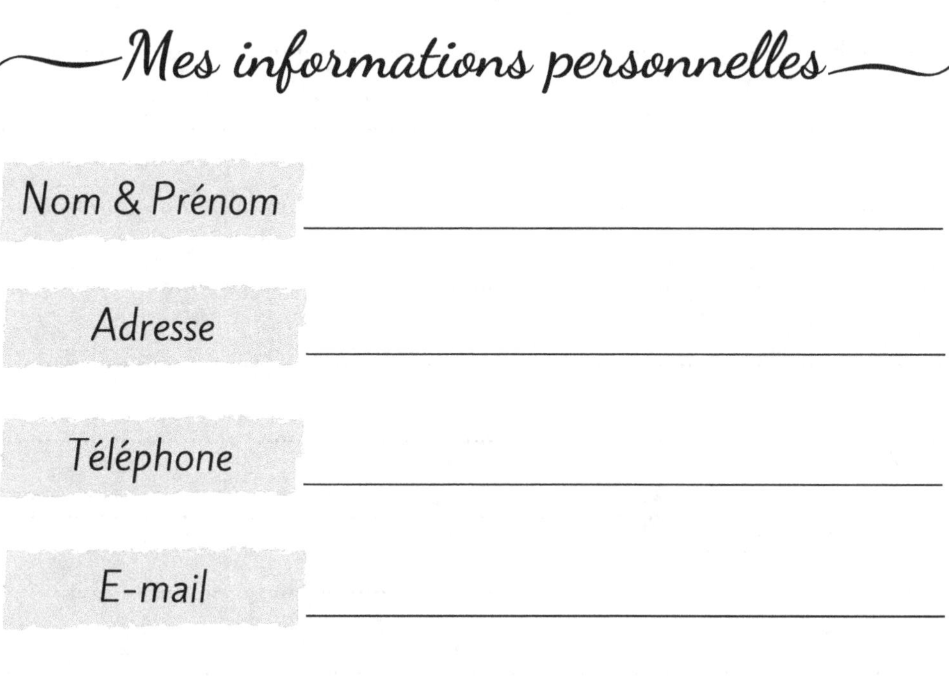

— Mes informations personnelles —

Nom & Prénom ___________________________

Adresse ___________________________

Téléphone ___________________________

E-mail ___________________________

Table des Recettes

Recettes

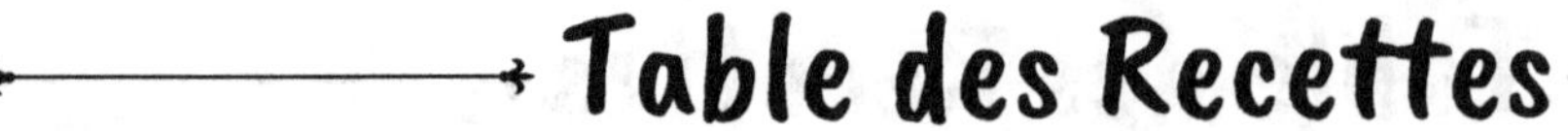

Table des Recettes

Recettes

Table des Recettes

Recette n° 01 _______________________________

Date .... / .... / ....

🕐 Temps de préparation
____

🕐 Temps de conservation
____

☆ ☆ ☆ ☆ ☆

☆ ☆ ☆ ☆ ☆

Recette n° 02

Date .... /............ / ....

🕐 *Temps de préparation*
____

🕐 *Temps de conservation*
____

Ingrédients

Préparation

Matériels

Notes et Astuces

Difficulté

☆ ☆ ☆ ☆ ☆

Évaluation

☆ ☆ ☆ ☆ ☆

Recette n° 03

Date .... / .... / ....

⏱ Temps de préparation
____

⏱ Temps de conservation
____

Ingrédients

Préparation

Matériels

Notes et Astuces

Difficulté
☆ ☆ ☆ ☆ ☆

Évaluation
☆ ☆ ☆ ☆ ☆

Recette n° 04

Date .... /............ / ....

⏱ *Temps de préparation*
____

⏱ *Temps de conservation*
____

Ingrédients

Préparation

Matériels

Notes et Astuces

Difficulté

☆ ☆ ☆ ☆ ☆

Évaluation

☆ ☆ ☆ ☆ ☆

Recette n° 05

Date .... / .... / ....

⏱ Temps de préparation
____

⏱ Temps de conservation
____

Ingrédients

Préparation

Matériels

Notes et Astuces

Difficulté

☆ ☆ ☆ ☆ ☆

Évaluation

☆ ☆ ☆ ☆ ☆

Recette n° 06

Date .... /............. / ....

🕐 Temps de préparation
____

🕐 Temps de conservation
____

Ingrédients

Préparation

Matériels

Notes et Astuces

Difficulté

☆ ☆ ☆ ☆ ☆

Évaluation

☆ ☆ ☆ ☆ ☆

Recette n° 07

Temps de préparation

Temps de conservation

Ingrédients

Préparation

Matériels

Notes et Astuces

Difficulté

☆☆☆☆☆

Évaluation

☆☆☆☆☆

Recette n° 08

Date .... /.............. / ....

⏱ *Temps de préparation*
____

⏱ *Temps de conservation*
____

Ingrédients

Préparation

Matériels

Notes et Astuces

Difficulté
☆ ☆ ☆ ☆ ☆

Évaluation
☆ ☆ ☆ ☆ ☆

Recette n° 09

Date .... / .... / ....

⏱ Temps de préparation
____

⏱ Temps de conservation
____

Ingrédients

Préparation

Matériels

Notes et Astuces

Difficulté
☆ ☆ ☆ ☆ ☆

Évaluation
☆ ☆ ☆ ☆ ☆

Date .... / .... / ....

Recette n° 10

⏱ Temps de préparation
____

⏱ Temps de conservation
____

Ingrédients

Préparation

Matériels

Notes et Astuces

Difficulté

☆ ☆ ☆ ☆ ☆

Évaluation

☆ ☆ ☆ ☆ ☆

Date .... / .... / ....

Recette n° 11 _______________________________

🕐 Temps de préparation
____

🕐 Temps de conservation
____

Ingrédients

....
....
....
....
....
....
....

Matériels

....
....
....
....
....
....

Préparation

....
....
....
....
....
....
....
....
....
....
....
....

Notes et Astuces

....
....
....
....

Difficulté

☆ ☆ ☆ ☆ ☆

Évaluation

☆ ☆ ☆ ☆ ☆

Recette n° 12

Date .... / .... / ....

⏱ Temps de préparation
____

⏱ Temps de conservation
____

Ingrédients

Préparation

Matériels

Notes et Astuces

Difficulté

☆ ☆ ☆ ☆ ☆

Évaluation

☆ ☆ ☆ ☆ ☆

Date .... /............ / ....

Recette n° 13

⏱ Temps de préparation

⏱ Temps de conservation

Ingrédients

Préparation

Matériels

Notes et Astuces

Difficulté

☆☆☆☆☆

Évaluation

☆☆☆☆☆

Recette n° 14

Date .... /............ / ....

🕐 *Temps de préparation*
____

🕐 *Temps de conservation*
____

Ingrédients

Préparation

Matériels

Notes et Astuces

Difficulté

☆ ☆ ☆ ☆ ☆

Évaluation

☆ ☆ ☆ ☆ ☆

Recette n° 15

Date .... / .... / ....

⏱ Temps de préparation
____

⏱ Temps de conservation
____

Ingrédients

Préparation

Matériels

Notes et Astuces

Difficulté

☆☆☆☆☆

Évaluation

☆☆☆☆☆

Recette n° 16

Temps de préparation
____

Temps de conservation
____

Ingrédients

Préparation

Matériels

Notes et Astuces

Difficulté

Évaluation

Recette n° 17 ____________________

Date ..../.........../...............

🕑 *Temps de préparation*
____

🕑 *Temps de conservation*
____

Ingrédients

Préparation

Matériels

Notes et Astuces

Difficulté

☆☆☆☆☆

Évaluation

☆☆☆☆☆

Date .... /............. / ....

Recette n° 18 ___________________________________

⏱ Temps de préparation
____

⏱ Temps de conservation
____

Ingrédients

Préparation

Matériels

Notes et Astuces

Difficulté
☆☆☆☆☆

Évaluation
☆☆☆☆☆

Recette n° 19

⏱ *Temps de préparation*
____

⏱ *Temps de conservation*
____

Ingrédients

Préparation

Matériels

Notes et Astuces

Difficulté

☆☆☆☆☆

Évaluation

☆☆☆☆☆

Recette n° 20 ______________________

Date .... / .... / ....

🕐 *Temps de préparation*
____

🕐 *Temps de conservation*
____

Ingrédients

Préparation

Matériels

Notes et Astuces

Difficulté
☆☆☆☆☆

Évaluation
☆☆☆☆☆

Recette n° 21

⏱ Temps de préparation

⏱ Temps de conservation

Ingrédients

Préparation

Matériels

Notes et Astuces

Difficulté

☆ ☆ ☆ ☆ ☆

Évaluation

☆ ☆ ☆ ☆ ☆

Recette n° 22

Date .... /.............. / ....

⏱ *Temps de préparation*
____

⏱ *Temps de conservation*
____

Ingrédients

Préparation

Matériels

Notes et Astuces

Difficulté

☆☆☆☆☆

Évaluation

☆☆☆☆☆

Recette n° 23

⏱ Temps de préparation
____

⏱ Temps de conservation
____

Ingrédients

Préparation

Matériels

Notes et Astuces

Difficulté
☆☆☆☆☆

Évaluation
☆☆☆☆☆

Recette n° 24

Date .... /............. / ....

⏱ Temps de préparation
____

⏱ Temps de conservation
____

Ingrédients

Préparation

Matériels

Notes et Astuces

Difficulté

☆ ☆ ☆ ☆ ☆

Évaluation

☆ ☆ ☆ ☆ ☆

Recette n° 25 ________________________

⏱ Temps de préparation
____

⏱ Temps de conservation
____

Ingrédients

Préparation

Matériels

Notes et Astuces

Difficulté

☆ ☆ ☆ ☆ ☆

Évaluation

☆ ☆ ☆ ☆ ☆

Recette n° 26

⏱ *Temps de préparation*

⏱ *Temps de conservation*

Ingrédients

Préparation

Matériels

Notes et Astuces

Difficulté

☆☆☆☆☆

Évaluation

☆☆☆☆☆

Date .... / .... / ....

Recette n° 27

🕐 Temps de préparation
____

🕐 Temps de conservation
____

Ingrédients

Préparation

Matériels

Notes et Astuces

Difficulté

☆ ☆ ☆ ☆ ☆

Évaluation

☆ ☆ ☆ ☆ ☆

Date .... / .... / ....

Recette n° 28 ___________________________

🕐 Temps de préparation
____

🕐 Temps de conservation
____

Ingrédients

Matériels

Préparation

Notes et Astuces

Difficulté
☆ ☆ ☆ ☆ ☆

Évaluation
☆ ☆ ☆ ☆ ☆

Date .... / .... / ....

Recette n° 29 __________________________________

⏱ Temps de préparation
____

⏱ Temps de conservation
____

Ingrédients

Préparation

Matériels

Notes et Astuces

Difficulté

☆ ☆ ☆ ☆ ☆

Évaluation

☆ ☆ ☆ ☆ ☆

Recette n° 30

🕐 Temps de préparation
____

🕐 Temps de conservation
____

Ingrédients

Matériels

Préparation

Notes et Astuces

Difficulté

☆ ☆ ☆ ☆ ☆

Évaluation

☆ ☆ ☆ ☆ ☆

Recette n° 31

Date .... / .... / ....

⏱ *Temps de préparation*
____

⏱ *Temps de conservation*
____

Ingrédients

Préparation

Matériels

Notes et Astuces

Difficulté

☆ ☆ ☆ ☆ ☆

Évaluation

☆ ☆ ☆ ☆ ☆

Date .... / .... / ....

Recette n° 32 _______________________________

🕐 Temps de préparation
____

🕐 Temps de conservation
____

Ingrédients

....

....

....

....

....

....

....

Matériels

....

....

....

....

....

Préparation

Notes et Astuces

Difficulté

☆☆☆☆☆

Évaluation

☆☆☆☆☆

Recette n° 33

Date .... / .... / ....

🕐 Temps de préparation
____

🕐 Temps de conservation
____

Ingrédients

Préparation

Matériels

Notes et Astuces

Difficulté

☆☆☆☆☆

Évaluation

☆☆☆☆☆

Recette n° 34 ______________________________

Date .... /............. / ....

⏱ *Temps de préparation*
____

⏱ *Temps de conservation*
____

Ingrédients

Préparation

Matériels

Notes et Astuces

Difficulté

☆ ☆ ☆ ☆ ☆

Évaluation

☆ ☆ ☆ ☆ ☆

Date .... /............ /........................

Recette n° 35 ________________________

⏱ Temps de préparation
____

⏱ Temps de conservation
____

Ingrédients

Préparation

Matériels

Notes et Astuces

Difficulté

☆☆☆☆☆

Évaluation

☆☆☆☆☆

Recette n° 36

Date ..../.........../....................

⏱ *Temps de préparation*
____

⏱ *Temps de conservation*
____

Ingrédients

Préparation

Matériels

Notes et Astuces

Difficulté

☆ ☆ ☆ ☆ ☆

Évaluation

☆ ☆ ☆ ☆ ☆

Recette n° 37

Date .... /............ / ....

⏱ Temps de préparation
____

⏱ Temps de conservation
____

Ingrédients

Préparation

Matériels

Notes et Astuces

Difficulté
☆☆☆☆☆

Évaluation
☆☆☆☆☆

Recette n° 38

Date ..../............./ ....

⏱ Temps de préparation
____

⏱ Temps de conservation
____

Ingrédients

Préparation

Matériels

Notes et Astuces

Difficulté

☆☆☆☆☆

Évaluation

☆☆☆☆☆

Recette n° 39

Date .... / .... / ....

🕐 Temps de préparation
____

🕐 Temps de conservation
____

Ingrédients

Préparation

Matériels

Notes et Astuces

Difficulté

☆ ☆ ☆ ☆ ☆

Évaluation

☆ ☆ ☆ ☆ ☆

Recette n° 40

⏱ Temps de préparation

⏱ Temps de conservation

Ingrédients

Préparation

Matériels

Notes et Astuces

Difficulté

☆ ☆ ☆ ☆ ☆

Évaluation

☆ ☆ ☆ ☆ ☆

Recette n° 41

Date .... / .... / ....

⏱ Temps de préparation
____

⏱ Temps de conservation
____

Ingrédients

Matériels

Préparation

Notes et Astuces

Difficulté
☆ ☆ ☆ ☆ ☆

Évaluation
☆ ☆ ☆ ☆ ☆

Date .... /............. / ....

Recette n° 42 ___________________________________

⏱ *Temps de préparation*
____

⏱ *Temps de conservation*
____

Ingrédients

Préparation

Matériels

Notes et Astuces

Difficulté
☆ ☆ ☆ ☆ ☆

Évaluation
☆ ☆ ☆ ☆ ☆

Recette n° 43

Temps de préparation
____

Temps de conservation
____

Ingrédients

Préparation

Matériels

Notes et Astuces

Difficulté

☆ ☆ ☆ ☆ ☆

Évaluation

☆ ☆ ☆ ☆ ☆

Recette n° 44

Date .... / .... / ....

⏱ *Temps de préparation*
____

⏱ *Temps de conservation*
____

Ingrédients

Préparation

Matériels

Notes et Astuces

Difficulté
☆☆☆☆☆

Évaluation
☆☆☆☆☆

Date .... / .... / ....

Recette n° 45 _______________________________

⏱ Temps de préparation
____

⏱ Temps de conservation
____

Ingrédients

Matériels

Préparation

Notes et Astuces

Difficulté

☆ ☆ ☆ ☆ ☆

Évaluation

☆ ☆ ☆ ☆ ☆

Date .... /............ / ....

Recette n° 46

Temps de préparation

Temps de conservation

Ingrédients

Préparation

Matériels

Notes et Astuces

Difficulté

Évaluation

Recette n° 47

Date ..../............./ ....

⏱ Temps de préparation
____

⏱ Temps de conservation
____

Ingrédients

Préparation

Matériels

Notes et Astuces

Difficulté

☆☆☆☆☆

Évaluation

☆☆☆☆☆

Date .... / .... / ....

Recette n° 48

Temps de préparation
____

Temps de conservation
____

Ingrédients

Préparation

Matériels

Notes et Astuces

Difficulté

☆ ☆ ☆ ☆ ☆

Évaluation

☆ ☆ ☆ ☆ ☆

Recette n° 49

⏱ *Temps de préparation*
____

⏱ *Temps de conservation*
____

Ingrédients

Préparation

Matériels

Notes et Astuces

Difficulté

☆☆☆☆☆

Évaluation

☆☆☆☆☆

Date ..../............/ ....

Recette n° 50

Temps de préparation

Temps de conservation

Ingrédients

Préparation

Matériels

Notes et Astuces

Difficulté

☆☆☆☆☆

Évaluation

☆☆☆☆☆

Recette n° 51

🕐 Temps de préparation
____

🕐 Temps de conservation
____

Ingrédients

Préparation

Matériels

Notes et Astuces

Difficulté

☆☆☆☆☆

Évaluation

☆☆☆☆☆

Recette n° 52

Date .... / .... / ....

⏱ *Temps de préparation*
____

⏱ *Temps de conservation*
____

Ingrédients

Préparation

Matériels

Notes et Astuces

Difficulté

☆ ☆ ☆ ☆ ☆

Évaluation

☆ ☆ ☆ ☆ ☆

Recette n° 53

Date .... / .... /............

⏱ Temps de préparation
____

⏱ Temps de conservation
____

Ingrédients

Préparation

Matériels

Notes et Astuces

Difficulté

☆ ☆ ☆ ☆ ☆

Évaluation

☆ ☆ ☆ ☆ ☆

Date .... / .... / ....

Recette n° 54 ___________________________

🕑 *Temps de préparation*
____

🕑 *Temps de conservation*
____

Ingrédients

....
....
....
....
....
....
....

Matériels

....
....
....
....
....
....

Préparation

....
....
....
....
....
....
....
....
....
....
....
....
....

Notes et Astuces

....
....
....
....

Difficulté

☆ ☆ ☆ ☆ ☆

Évaluation

☆ ☆ ☆ ☆ ☆

Date .... / .... / ....

Recette n° 55

Temps de préparation
____

Temps de conservation
____

Ingrédients

Préparation

Matériels

Notes et Astuces

Difficulté
☆ ☆ ☆ ☆ ☆

Évaluation
☆ ☆ ☆ ☆ ☆

Recette n° 56

Date ..../.........../ ....

Temps de préparation
____

Temps de conservation
____

Ingrédients

Préparation

Matériels

Notes et Astuces

Difficulté

☆☆☆☆☆

Évaluation

☆☆☆☆☆

Date ..../............./ ....

Recette n° 57

Temps de préparation
____

Temps de conservation
____

Ingrédients

Préparation

Matériels

Notes et Astuces

Difficulté

☆ ☆ ☆ ☆ ☆

Évaluation

☆ ☆ ☆ ☆ ☆

Recette n° 58

Date ..../.............../ ....

⏱ Temps de préparation
____

⏱ Temps de conservation
____

Ingrédients

Préparation

Matériels

Notes et Astuces

Difficulté

☆☆☆☆☆

Évaluation

☆☆☆☆☆

Date .... /............ / ....

Recette n° 59 ________________

Temps de préparation
____

Temps de conservation
____

Ingrédients

Préparation

Matériels

Notes et Astuces

Difficulté
☆ ☆ ☆ ☆ ☆

Évaluation
☆ ☆ ☆ ☆ ☆

Date .... / .... / ....

Recette n° 60 ________________________________

🕐 Temps de préparation
____

🕐 Temps de conservation
____

Ingrédients

....
....
....
....
....
....
....

Matériels

....
....
....
....
....

Préparation

....
....
....
....
....
....
....
....
....
....
....
....

Notes et Astuces

....
....
....
....

Difficulté

☆ ☆ ☆ ☆ ☆

Évaluation

☆ ☆ ☆ ☆ ☆

Date .... / .... / ....

Recette n° 61 _______________________

⏱ Temps de préparation
____

⏱ Temps de conservation
____

Ingrédients

Préparation

Matériels

Notes et Astuces

Difficulté
☆ ☆ ☆ ☆ ☆

Évaluation
☆ ☆ ☆ ☆ ☆

Recette n° 62

⏱ Temps de préparation
____

⏱ Temps de conservation
____

Ingrédients

Préparation

Matériels

Notes et Astuces

Difficulté

☆☆☆☆☆

Évaluation

☆☆☆☆☆

Recette n° 63

Date .... / .... / ....

⏱ Temps de préparation
____

⏱ Temps de conservation
____

Ingrédients

Préparation

Matériels

Notes et Astuces

Difficulté

☆ ☆ ☆ ☆ ☆

Évaluation

☆ ☆ ☆ ☆ ☆

Date .... / .... / ....

Recette n° 64

🕐 *Temps de préparation*
____

🕐 *Temps de conservation*
____

Ingrédients

Préparation

Matériels

Notes et Astuces

Difficulté

☆☆☆☆☆

Évaluation

☆☆☆☆☆

Recette n° 65

Date ..../.............../ ....

⏱ Temps de préparation
____

⏱ Temps de conservation
____

Ingrédients

Préparation

Matériels

Notes et Astuces

Difficulté

☆☆☆☆☆

Évaluation

☆☆☆☆☆

Recette n° 66

Date ..../.............../ ....

⏱ Temps de préparation
____

⏱ Temps de conservation
____

Ingrédients

Préparation

Matériels

Notes et Astuces

Difficulté
☆☆☆☆☆

Évaluation
☆☆☆☆☆

Recette n° 67

Date .... /.............. / ....

⏱ *Temps de préparation*
____

⏱ *Temps de conservation*
____

Ingrédients

Préparation

Matériels

Notes et Astuces

Difficulté

☆ ☆ ☆ ☆ ☆

Évaluation

☆ ☆ ☆ ☆ ☆

Recette n° 68 ______________________

🕛 Temps de préparation
____

🕛 Temps de conservation
____

Ingrédients

Préparation

Matériels

Notes et Astuces

Difficulté

☆ ☆ ☆ ☆ ☆

Évaluation

☆ ☆ ☆ ☆ ☆

Date .... / .... / ....

Recette n° 69 ________________________

Temps de préparation
____

Temps de conservation
____

Ingrédients

....

....

....

....

....

....

....

Préparation

Matériels

....

....

....

....

....

Notes et Astuces

Difficulté

☆ ☆ ☆ ☆ ☆

Évaluation

☆ ☆ ☆ ☆ ☆

Date .... / .... / ....

Recette n° 70 ___________________________

🕐 Temps de préparation
____

🕐 Temps de conservation
____

Ingrédients

....
....
....
....
....
....
....

Matériels

....
....
....
....
....
....

Préparation

....
....
....
....
....
....
....
....
....
....
....
....

Notes et Astuces

....
....
....
....

Difficulté

☆ ☆ ☆ ☆ ☆

Évaluation

☆ ☆ ☆ ☆ ☆

Date ..../.............../.........................

Recette n° 71

Temps de préparation
____

Temps de conservation
____

Ingrédients

Préparation

Matériels

Notes et Astuces

Difficulté

☆ ☆ ☆ ☆ ☆

Évaluation

☆ ☆ ☆ ☆ ☆

Date ..../............/ ....

Recette n° 72 ________________________

⏱ *Temps de préparation*
____

⏱ *Temps de conservation*
____

Ingrédients

....

....

....

....

....

....

....

Préparation

Matériels

Notes et Astuces

Difficulté

☆☆☆☆☆

Évaluation

☆☆☆☆☆

Recette n° 73

Temps de préparation

Temps de conservation

Ingrédients

Préparation

Matériels

Notes et Astuces

Difficulté

☆ ☆ ☆ ☆ ☆

Évaluation

☆ ☆ ☆ ☆ ☆

Recette n° 74

Date .... / .... / ....

⏱ Temps de préparation
____

⏱ Temps de conservation
____

Ingrédients

Préparation

Matériels

Notes et Astuces

Difficulté
☆☆☆☆☆

Évaluation
☆☆☆☆☆

Recette n° 75

Date ..../............./ ....

⏱ Temps de préparation
____

⏱ Temps de conservation
____

Ingrédients

Préparation

Matériels

Notes et Astuces

Difficulté

☆ ☆ ☆ ☆ ☆

Évaluation

☆ ☆ ☆ ☆ ☆

Date .... / .... /

Recette n° 76

⏱ Temps de préparation
____

⏱ Temps de conservation
____

Ingrédients

Matériels

Préparation

Notes et Astuces

Difficulté
☆☆☆☆☆

Évaluation
☆☆☆☆☆

Recette n° 77 ________________

⏱ *Temps de préparation*
____

⏱ *Temps de conservation*
____

Ingrédients

Préparation

Matériels

Notes et Astuces

Difficulté
☆☆☆☆☆

Évaluation
☆☆☆☆☆

Date .... / .... / ....

Recette n° 78

Temps de préparation

____

Temps de conservation

____

Ingrédients

Préparation

Matériels

Notes et Astuces

Difficulté

☆☆☆☆☆

Évaluation

☆☆☆☆☆

Date .... / .... / ....

Recette n° 79

Temps de préparation
____

Temps de conservation
____

Ingrédients

Préparation

Matériels

Notes et Astuces

Difficulté
☆☆☆☆☆

Évaluation
☆☆☆☆☆

Recette n° 80

Date .... / .... / ....

🕐 *Temps de préparation*

🕐 *Temps de conservation*

Ingrédients

Préparation

Matériels

Notes et Astuces

Difficulté

☆ ☆ ☆ ☆ ☆

Évaluation

☆ ☆ ☆ ☆ ☆

Recette n° 81

Date ..../.........../.........................

⏱ Temps de préparation
____

⏱ Temps de conservation
____

Ingrédients

Préparation

Matériels

Notes et Astuces

Difficulté

☆☆☆☆☆

Évaluation

☆☆☆☆☆

Recette n° 82

Date ..../.........../ ....

Temps de préparation
____

Temps de conservation
____

Ingrédients

Préparation

Matériels

Notes et Astuces

Difficulté

☆☆☆☆☆

Évaluation

☆☆☆☆☆

Recette n° 83

Date .... /............ /............

⏱ Temps de préparation
____

⏱ Temps de conservation
____

Ingrédients

Préparation

Matériels

Notes et Astuces

Difficulté

☆☆☆☆☆

Évaluation

☆☆☆☆☆

Date .... / .... / ....

Recette n° 84

🕐 *Temps de préparation*
____

🕐 *Temps de conservation*
____

Ingrédients

Préparation

Matériels

Notes et Astuces

Difficulté

☆ ☆ ☆ ☆ ☆

Évaluation

☆ ☆ ☆ ☆ ☆

Recette n° 85

Date .... / .... / ....

⏱ Temps de préparation
____

⏱ Temps de conservation
____

Ingrédients

Préparation

Matériels

Notes et Astuces

Difficulté

☆ ☆ ☆ ☆ ☆

Évaluation

☆ ☆ ☆ ☆ ☆

Date .... /.............. / ....

Recette n° 86 ___________________________________

🕐 Temps de préparation
____

🕐 Temps de conservation
____

Ingrédients

Matériels

Préparation

Notes et Astuces

Difficulté
☆ ☆ ☆ ☆ ☆

Évaluation
☆ ☆ ☆ ☆ ☆

Recette n° 87 _______________________

Date .... / .... / ....

⏱ Temps de préparation
____

⏱ Temps de conservation
____

Ingrédients

Préparation

Matériels

Notes et Astuces

Difficulté
☆ ☆ ☆ ☆ ☆

Évaluation
☆ ☆ ☆ ☆ ☆

Date .... / .... / ....

Recette n° 88

⏱ *Temps de préparation*
____

⏱ *Temps de conservation*
____

Ingrédients

....

....

....

....

....

....

Matériels

....

....

....

....

....

Préparation

Notes et Astuces

Difficulté
☆ ☆ ☆ ☆ ☆

Évaluation
☆ ☆ ☆ ☆ ☆

Date .... / .... / ....

Recette n° 89

Temps de préparation
____

Temps de conservation
____

Ingrédients

Préparation

Matériels

Notes et Astuces

Difficulté

☆☆☆☆☆

Évaluation

☆☆☆☆☆

Date .... /............ / ....

Recette n° 90

Temps de préparation
____

Temps de conservation
____

Ingrédients

Préparation

Matériels

Notes et Astuces

Difficulté

☆ ☆ ☆ ☆ ☆

Évaluation

☆ ☆ ☆ ☆ ☆

Recette n° 91

🕐 Temps de préparation

🕐 Temps de conservation

Ingrédients

Préparation

Matériels

Notes et Astuces

Difficulté

☆ ☆ ☆ ☆ ☆

Évaluation

☆ ☆ ☆ ☆ ☆

Date .... / .... / ....

Recette n° 92 _______________________

⏱ Temps de préparation
____

⏱ Temps de conservation
____

Ingrédients

....

....

....

....

....

....

....

Préparation

....

....

....

....

....

....

....

....

....

....

....

....

....

Matériels

....

....

....

....

....

Notes et Astuces

....

....

....

....

Difficulté

☆ ☆ ☆ ☆ ☆

Évaluation

☆ ☆ ☆ ☆ ☆

Date ..../............./ ....

Recette n° 93

Temps de préparation
____

Temps de conservation
____

Ingrédients

Préparation

Matériels

Notes et Astuces

Difficulté

☆☆☆☆☆

Évaluation

☆☆☆☆☆

Date ..../............../ ....

Recette n° 94

⏱ Temps de préparation
____

⏱ Temps de conservation
____

Ingrédients

Préparation

Matériels

Notes et Astuces

Difficulté

☆☆☆☆☆

Évaluation

☆☆☆☆☆

Date ..../............./ ....

Recette n° 95

🕐 Temps de préparation
____

🕐 Temps de conservation
____

Ingrédients

Préparation

Matériels

Notes et Astuces

Difficulté
☆☆☆☆☆

Évaluation
☆☆☆☆☆

Date .... / .... / ....

Recette n° 96

⏱ Temps de préparation
____

⏱ Temps de conservation
____

Ingrédients

Préparation

Matériels

Notes et Astuces

Difficulté

☆ ☆ ☆ ☆ ☆

Évaluation

☆ ☆ ☆ ☆ ☆

Recette n° 97

Date ..../.............../...............

⏱ Temps de préparation
____

⏱ Temps de conservation
____

Ingrédients

Préparation

Matériels

Notes et Astuces

Difficulté

☆☆☆☆☆

Évaluation

☆☆☆☆☆

Recette n° 98

Date .... /............ /............

Temps de préparation
____

Temps de conservation
____

Ingrédients

Préparation

Matériels

Notes et Astuces

Difficulté

☆ ☆ ☆ ☆ ☆

Évaluation

☆ ☆ ☆ ☆ ☆

Date .... / .... / ....

Recette n° 99

⏱ Temps de préparation
____

⏱ Temps de conservation
____

Ingrédients

Préparation

Matériels

Notes et Astuces

Difficulté
☆ ☆ ☆ ☆ ☆

Évaluation
☆ ☆ ☆ ☆ ☆

Date .... / .... / ....

Recette n° 100 ________________

⏱ Temps de préparation
____

⏱ Temps de conservation
____

Ingrédients

....
....
....
....
....
....

Matériels

....
....
....
....
....

Préparation

Notes et Astuces

Difficulté

☆ ☆ ☆ ☆ ☆

Évaluation

☆ ☆ ☆ ☆ ☆

Notes

Notes

Notes

Notes